목차

1월 소나무-광	2	8월 억새-열끗	14
2월 매화-열끗	3	8월 억새-피	15
2월 매화-띠(홍단)	4	9월 국화-열끗, 쌍피	16
3월 벚꽃-광	5	9월 국화-피	17
3월 벚꽃-피	6	10월 단풍-열끗	18
4월 등나무-열끗	7	10월 단풍-피	19
5월 붓꽃-열끗	8	11월 오동-광	20
6월 모란-열끗	9	11월 오동-쌍피	21
6월 모란-피	10	11월 오동-피	22
7월 홍싸리-열끗	11	12월 버드나무-광	23
7월 홍싸리-피	12	12월 버드나무-열끗	24
8월 억새-광	13		

1월 소나무 - 광

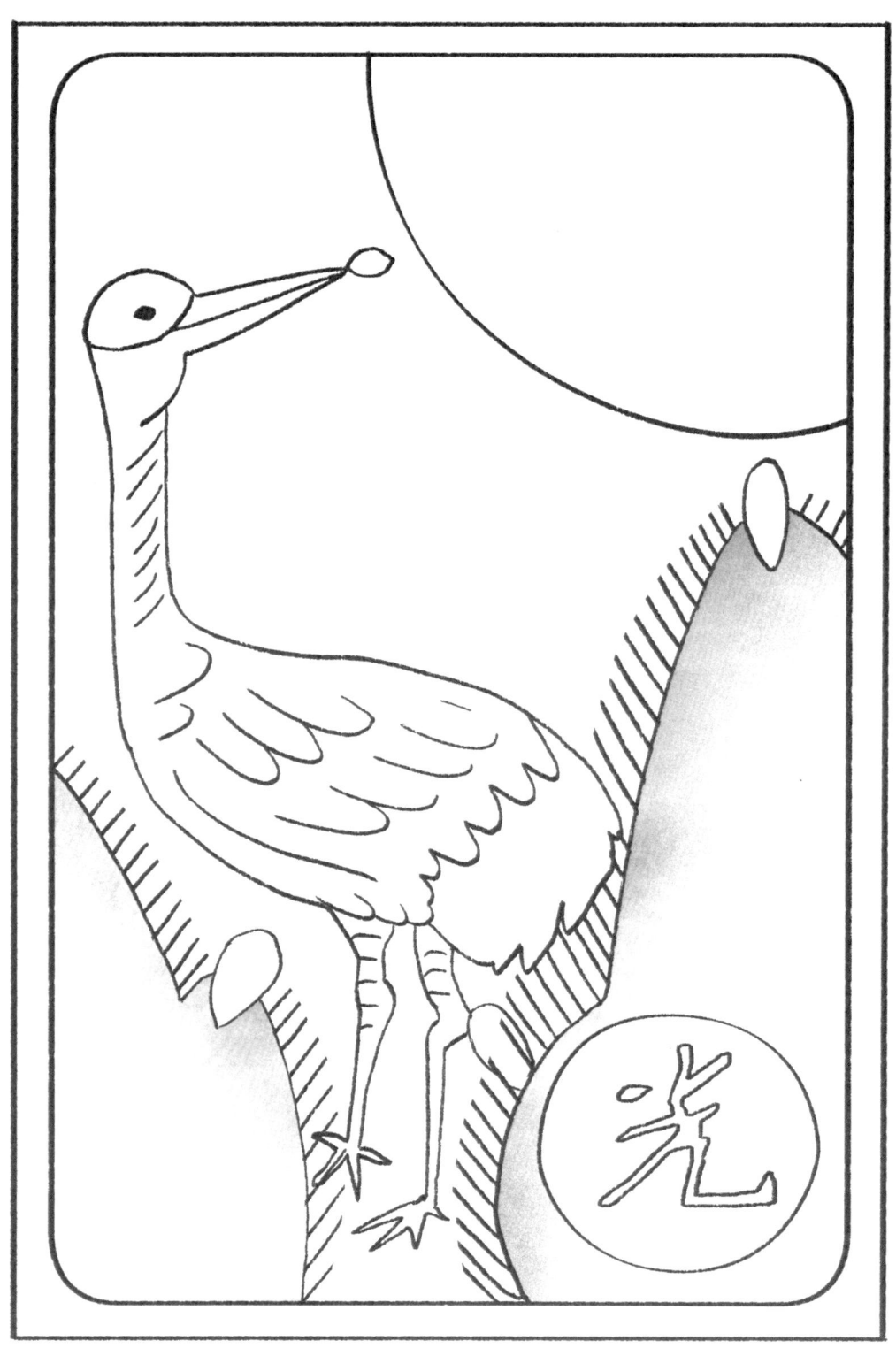

두루미는 어떻게 생겼나요?

2월 매화 - 열끗

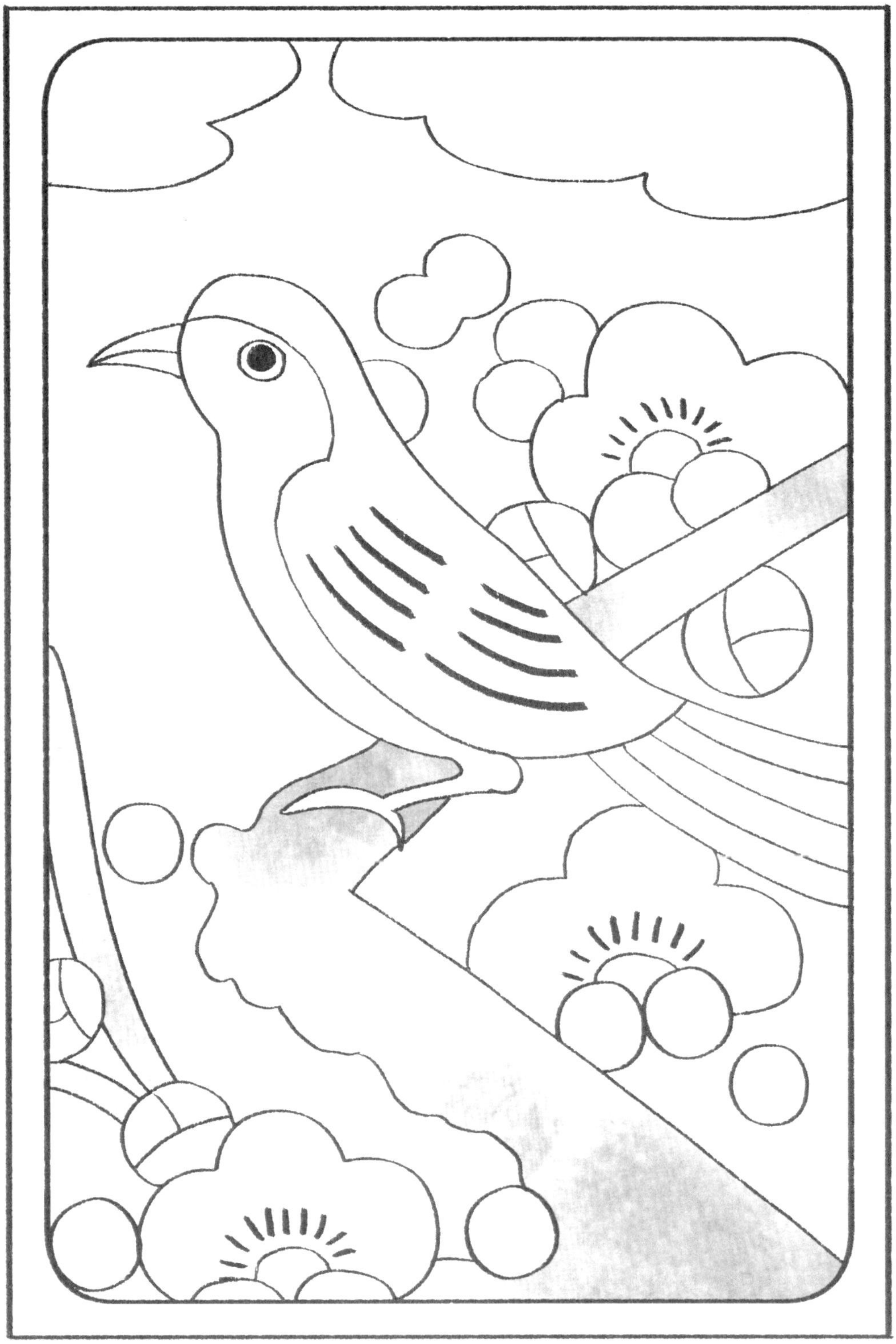

매화는 보통 무슨 색인가요?

2월 매화 - 띠(홍단)

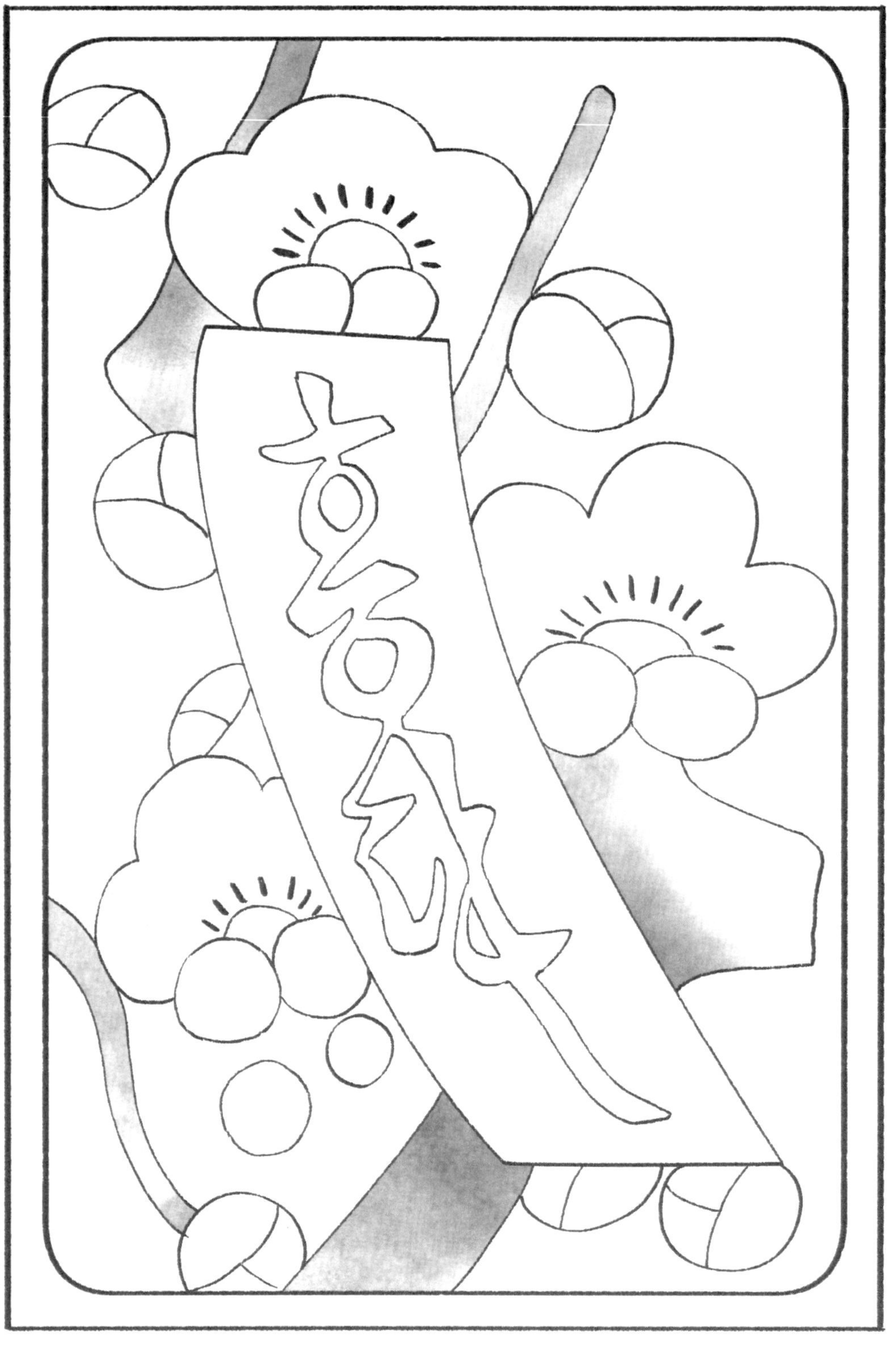

화투를 쳐본 적 있나요?

3월 벚꽃 - 광

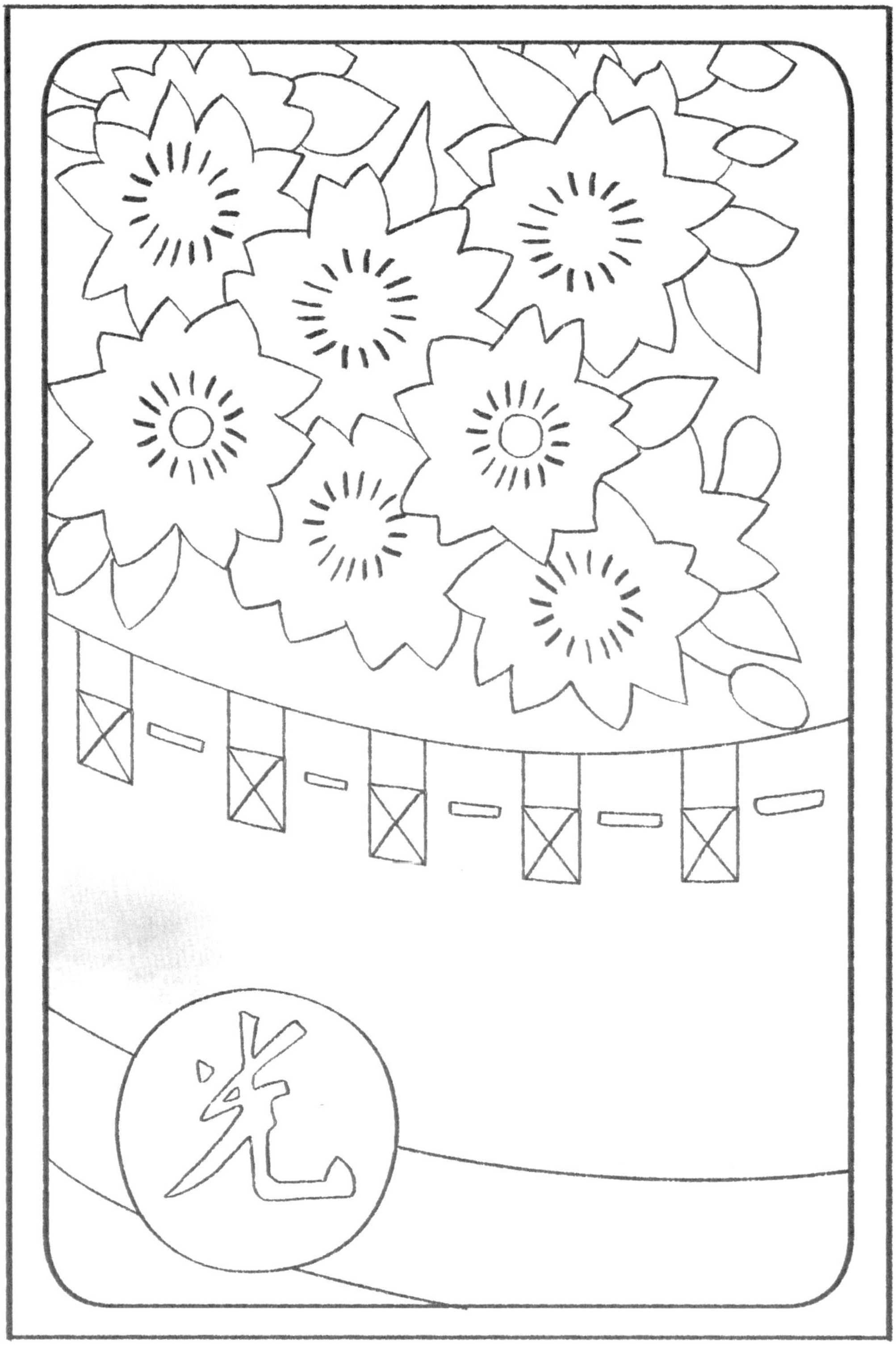

벚꽃이 많이 피는 곳을 알고 있나요?

3월 벚꽃 - 피

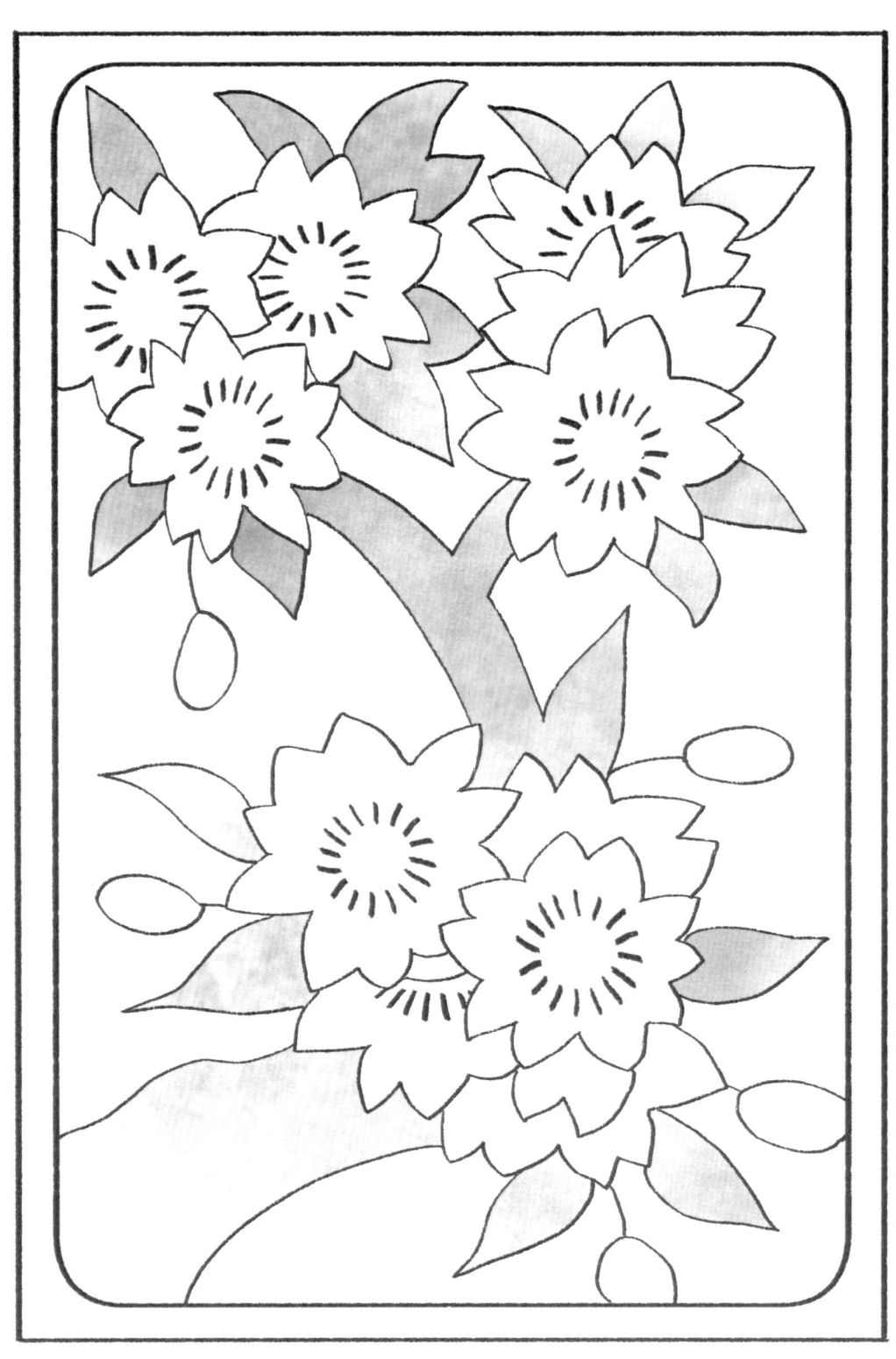

화투패는 모두 몇 장인가요?

4월 등나무 - 열끗

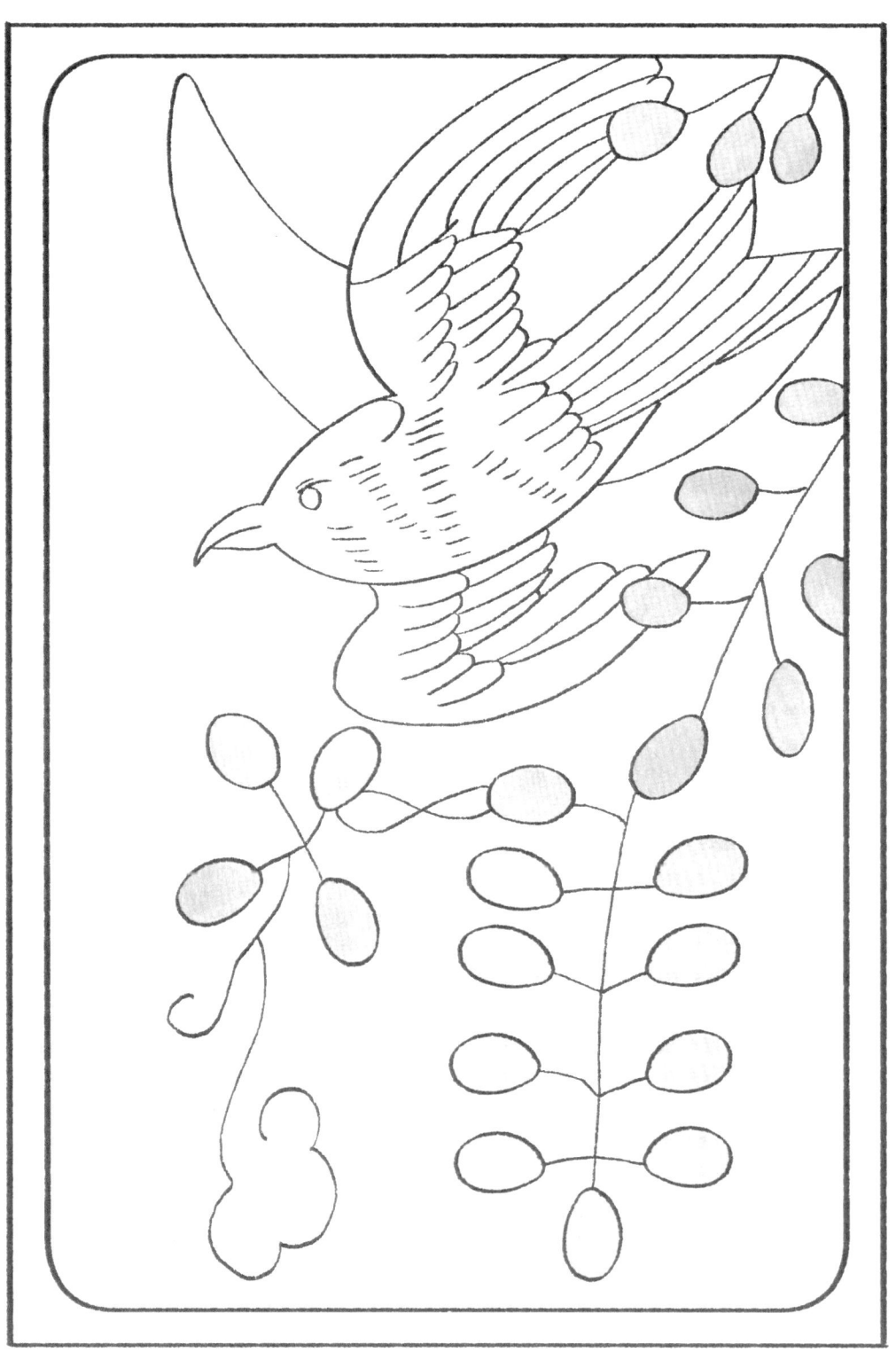

4월 날씨는 보통 어떤가요?

5월 붓꽃 - 열끗

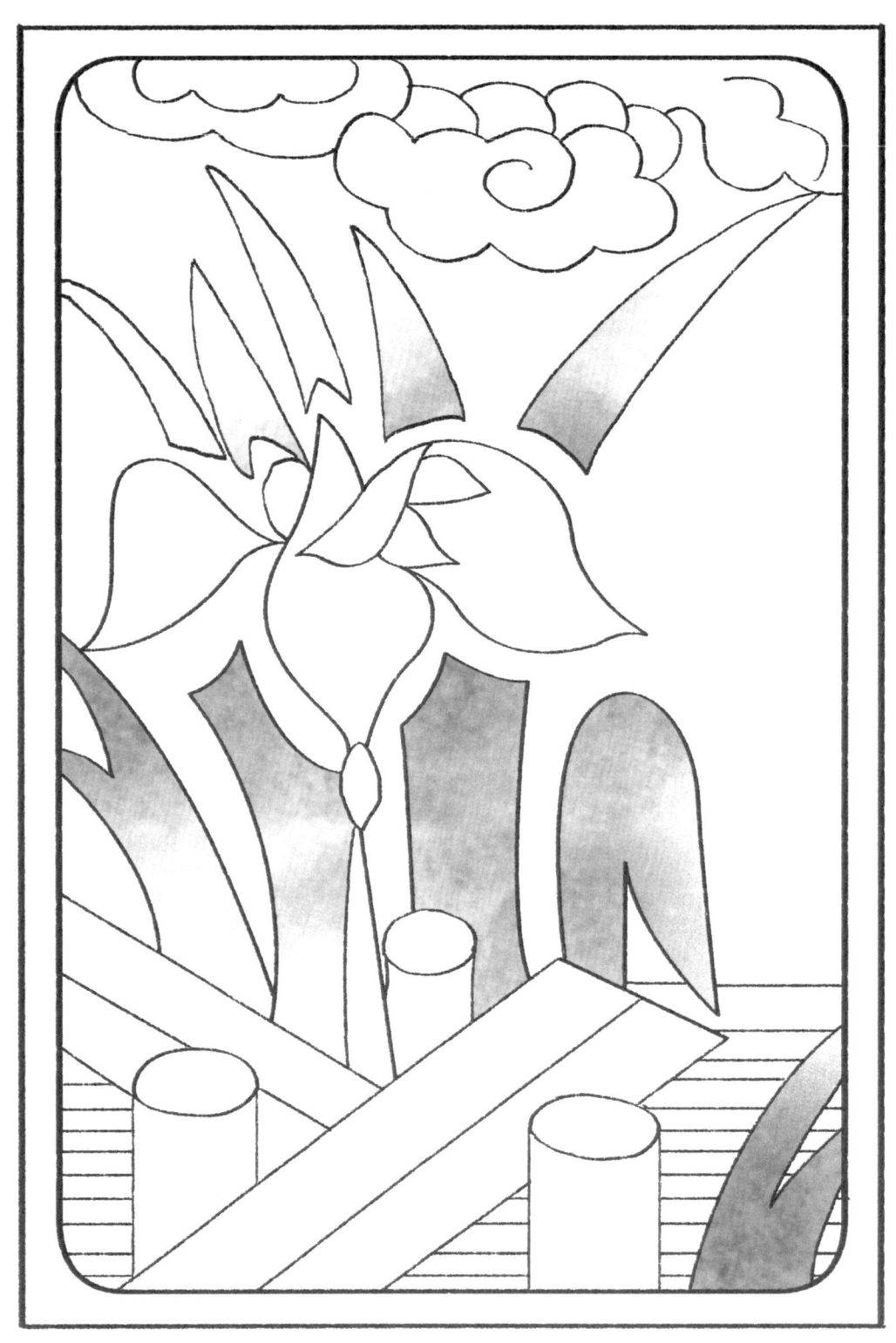

어버이날은 몇 월 며칠인가요?

6월 모란 - 열끗

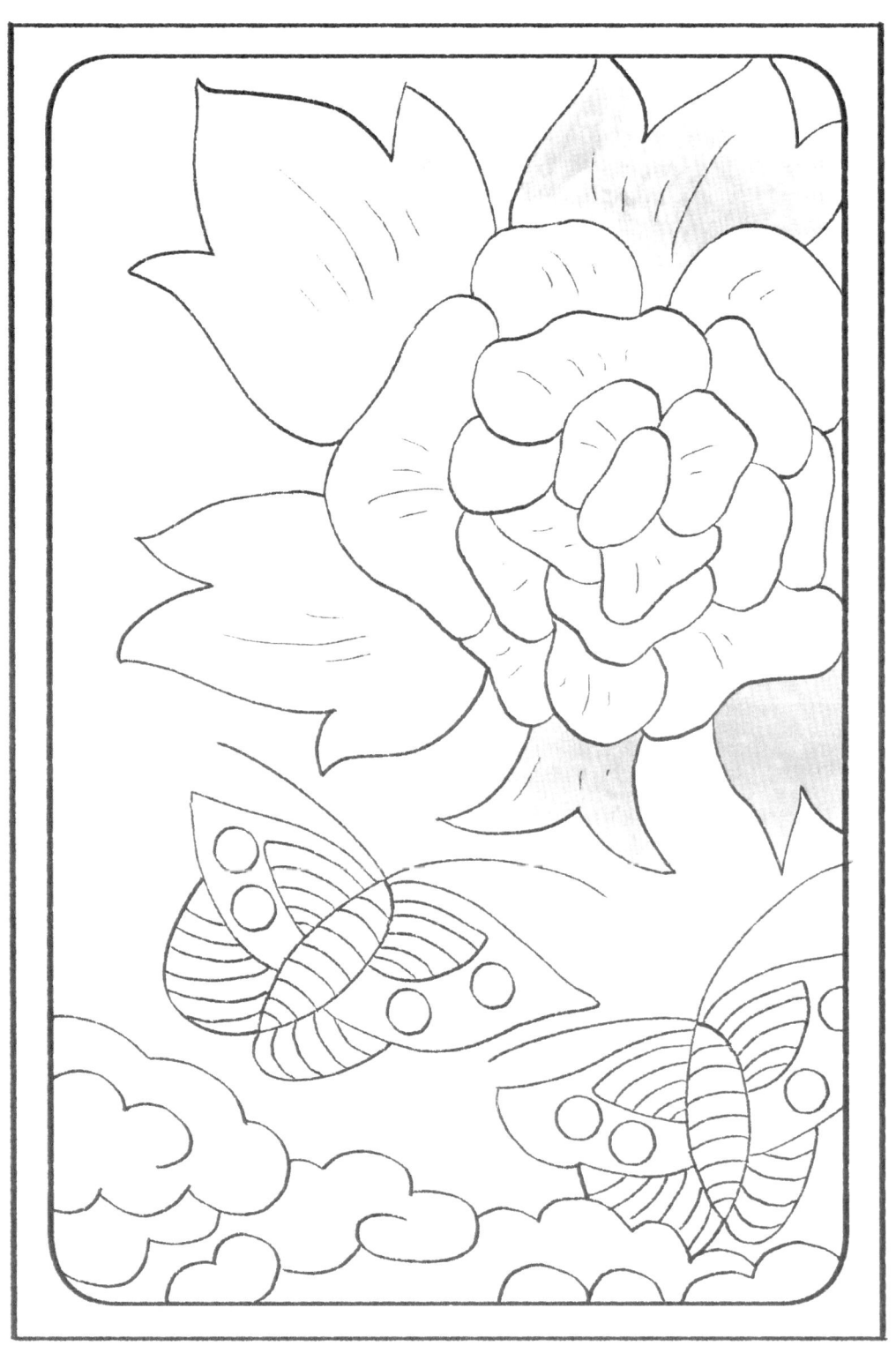

모란은 보통 무슨 색인가요?

6월 모란 - 피

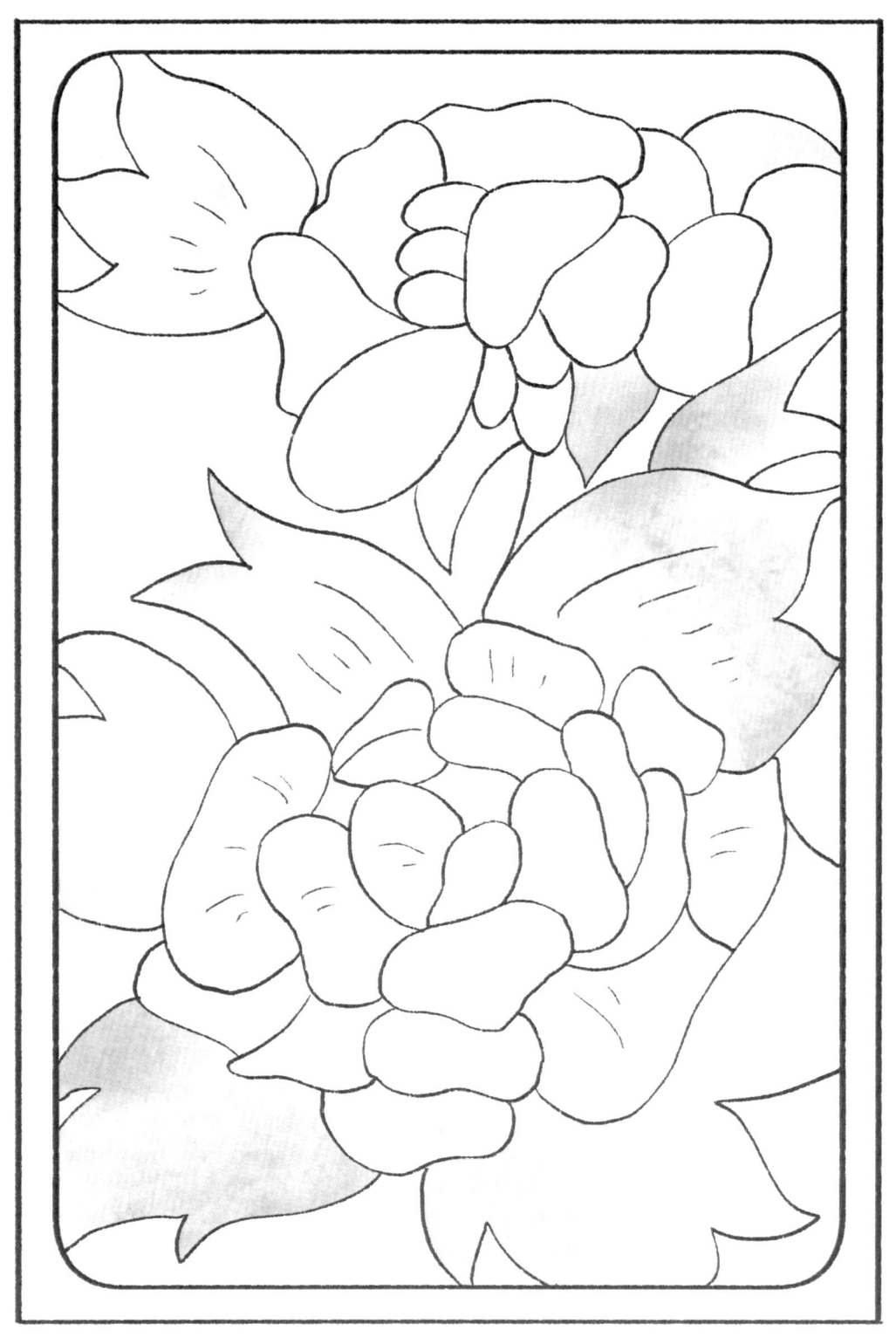

좋아하는 놀이가 있나요?

7월 홍싸리 - 열끗

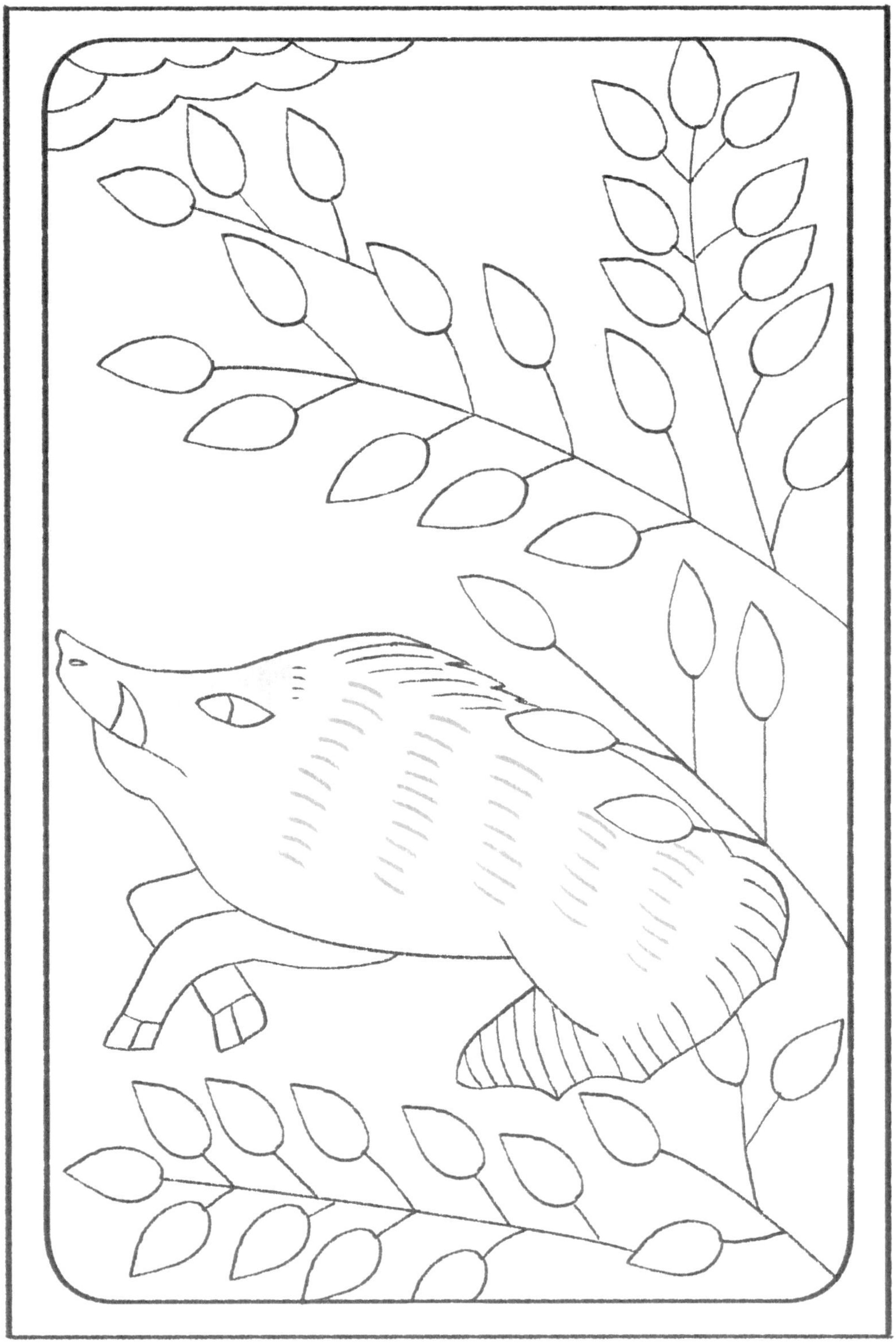

어떤 동물이 보이나요?

7월 홍싸리 - 피

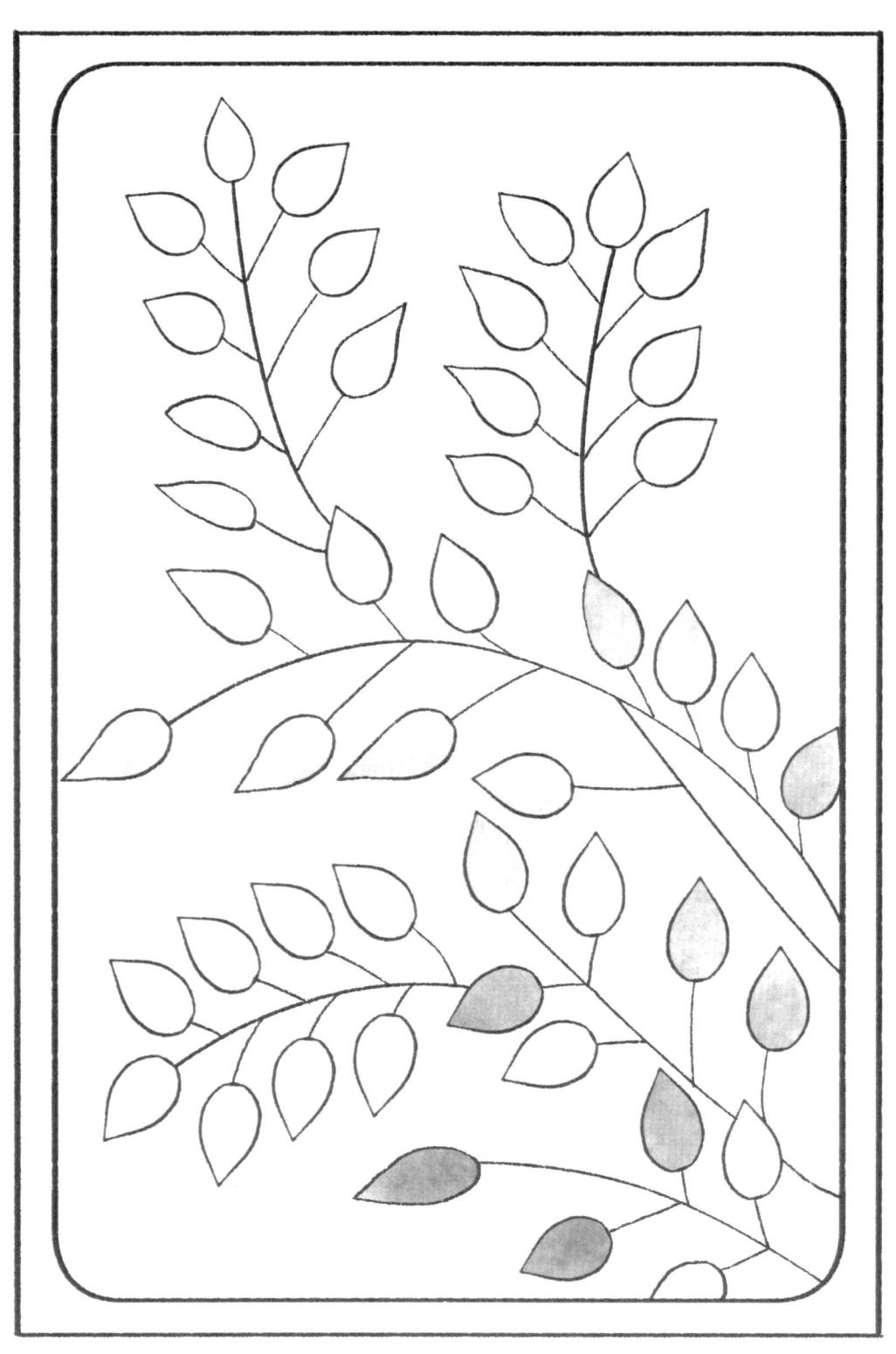

어떤 계절을 가장 좋아하나요?

8월 억새 - 광

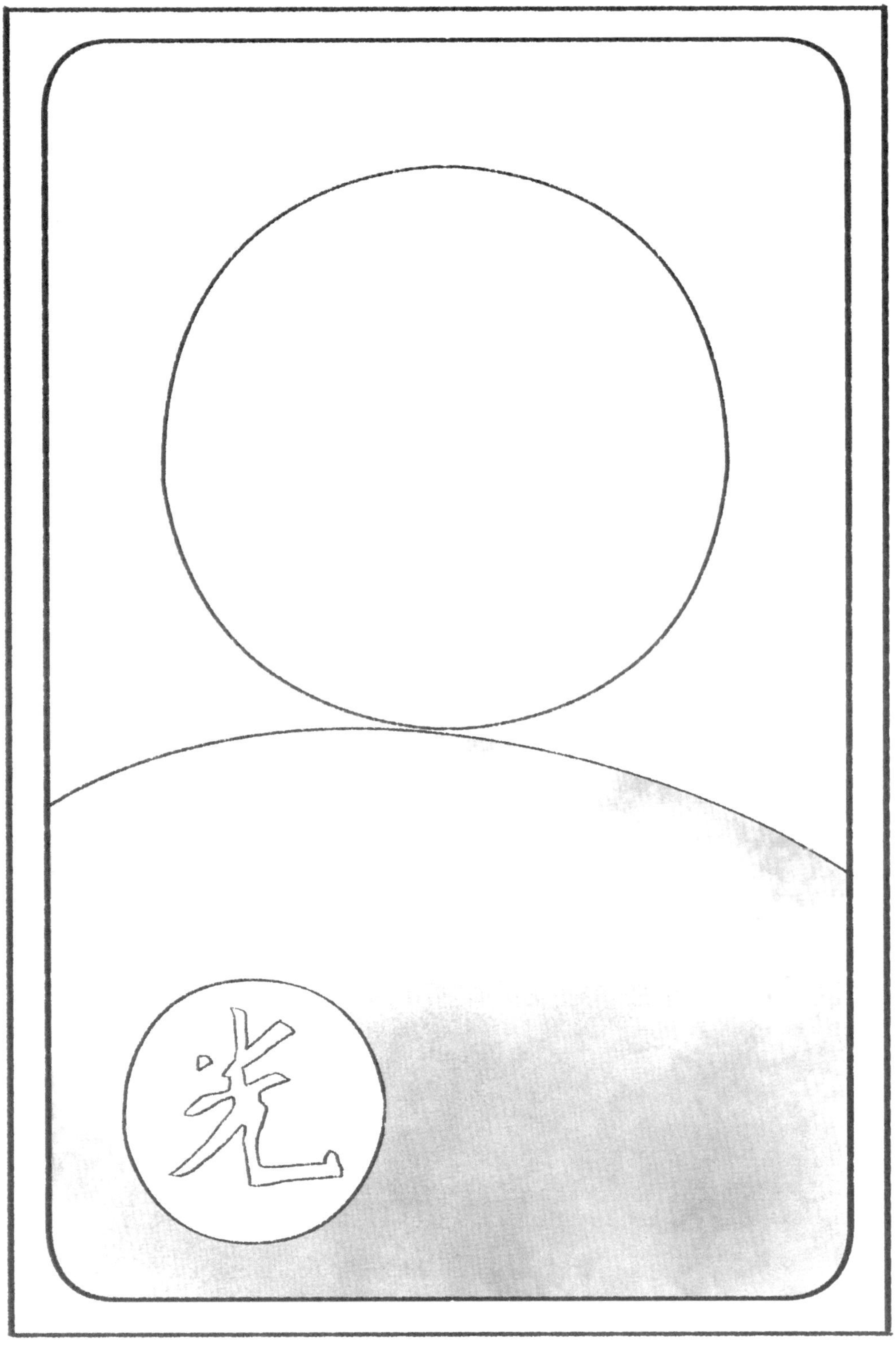

달은 어떤 모양인가요?

8월 억새 - 열끗

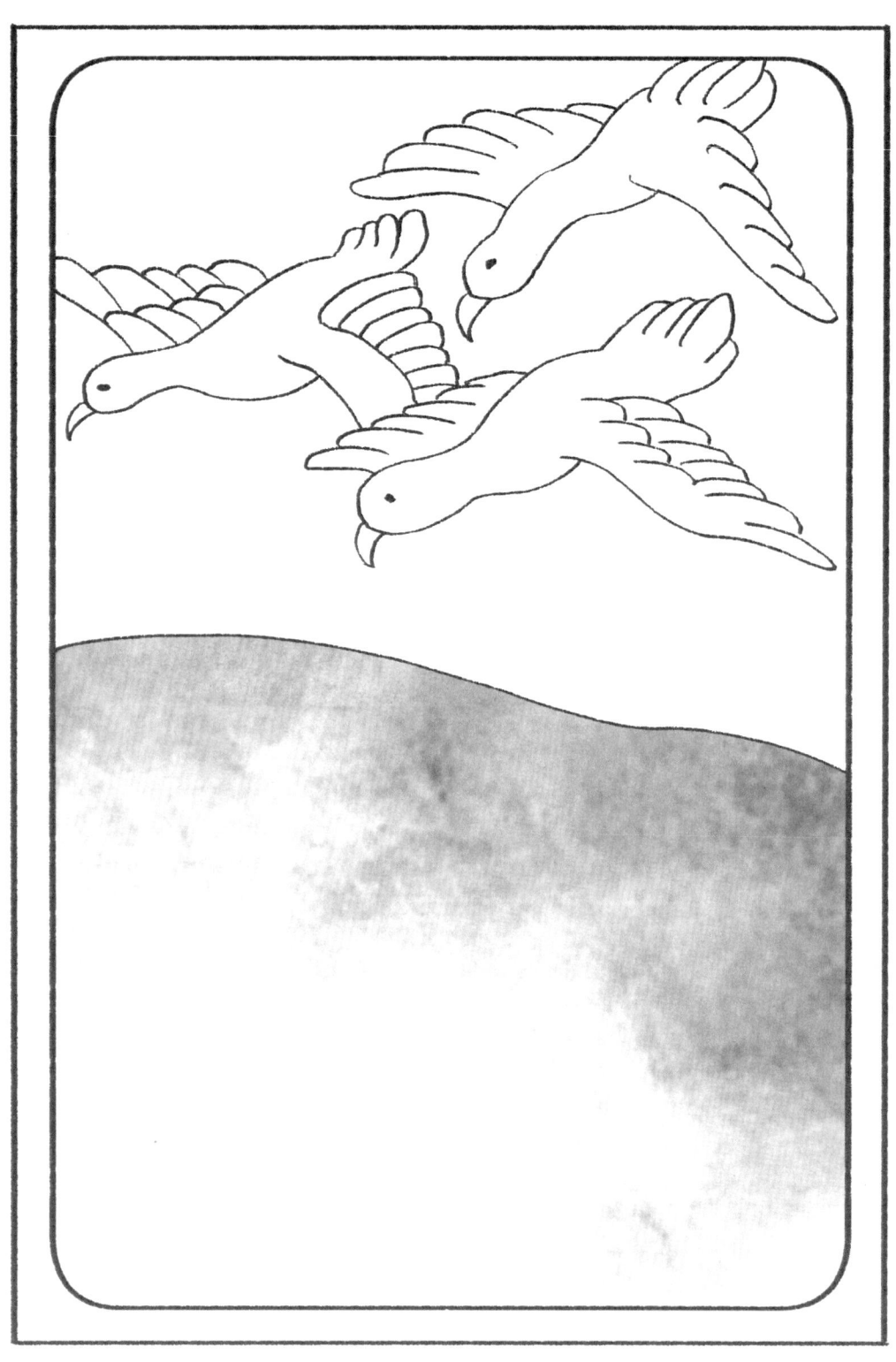

새가 몇 마리 있나요?

8월 억새 - 피

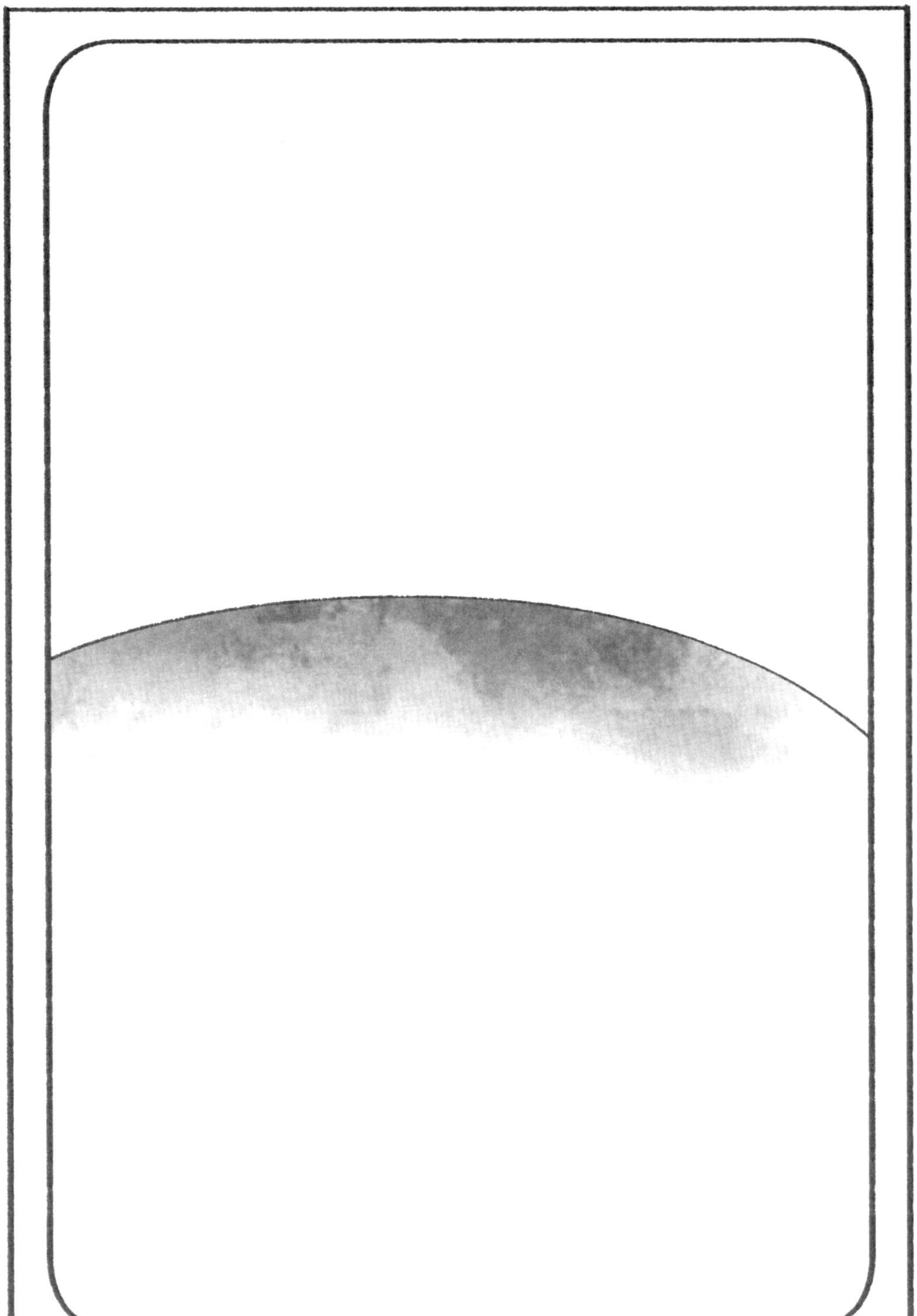

억새는 보통 무슨 색인가요?

9월 국화 - 열끗, 쌍피

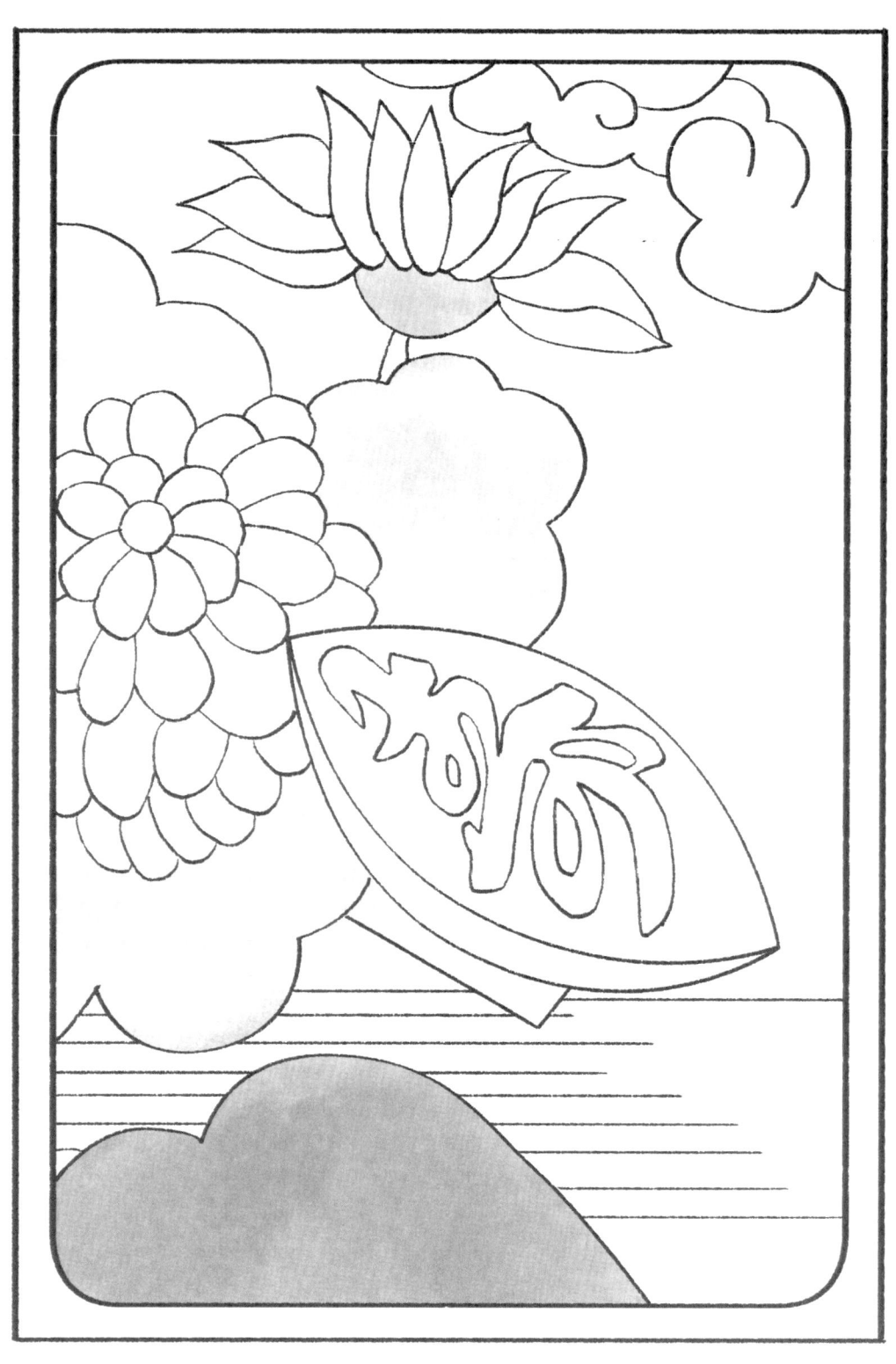

9월 날씨는 보통 어떤가요?

9월 국화 - 피

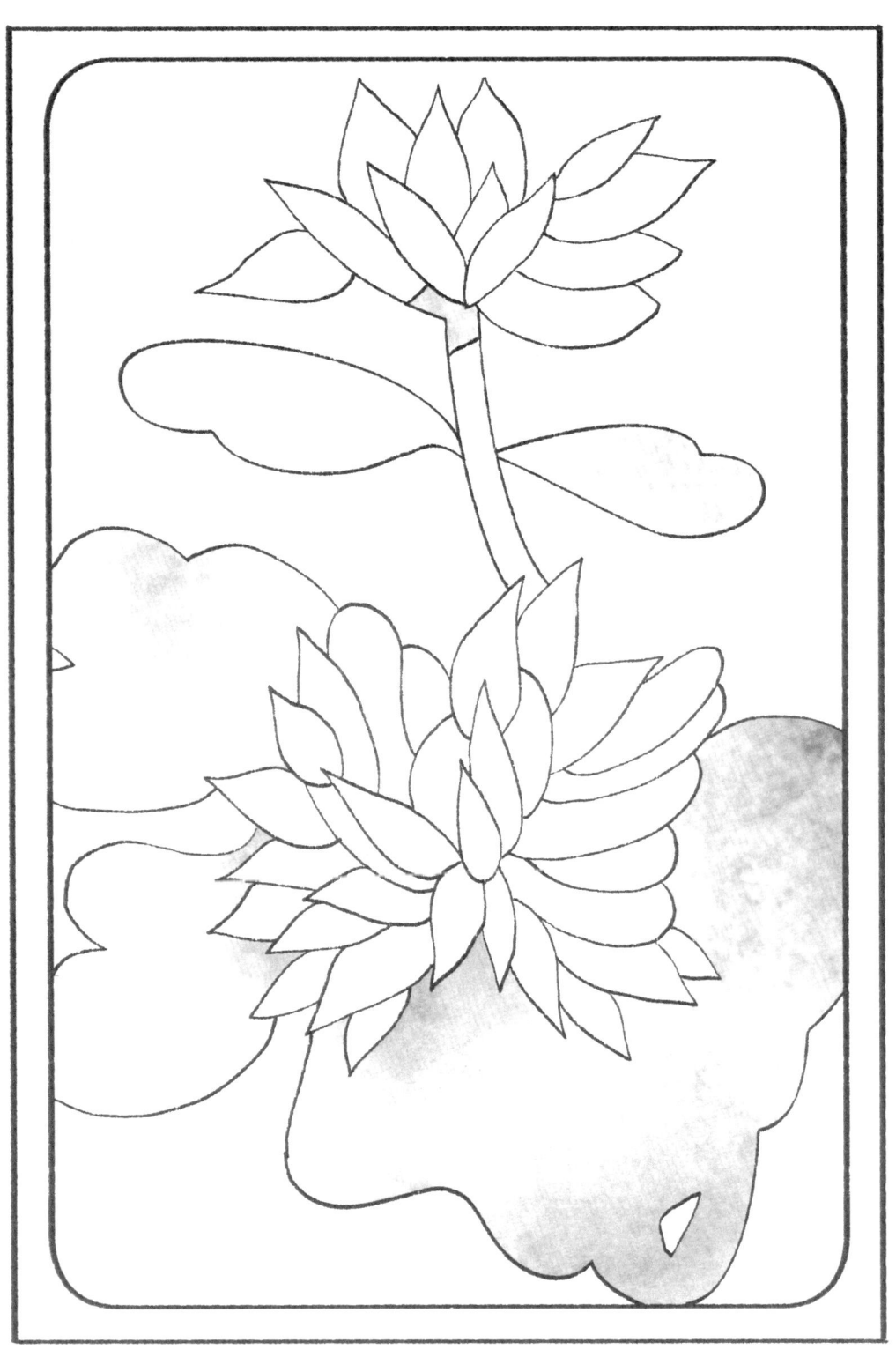

생각나는 영어 단어 한 개를 말해보세요.

10월 단풍 - 열끗

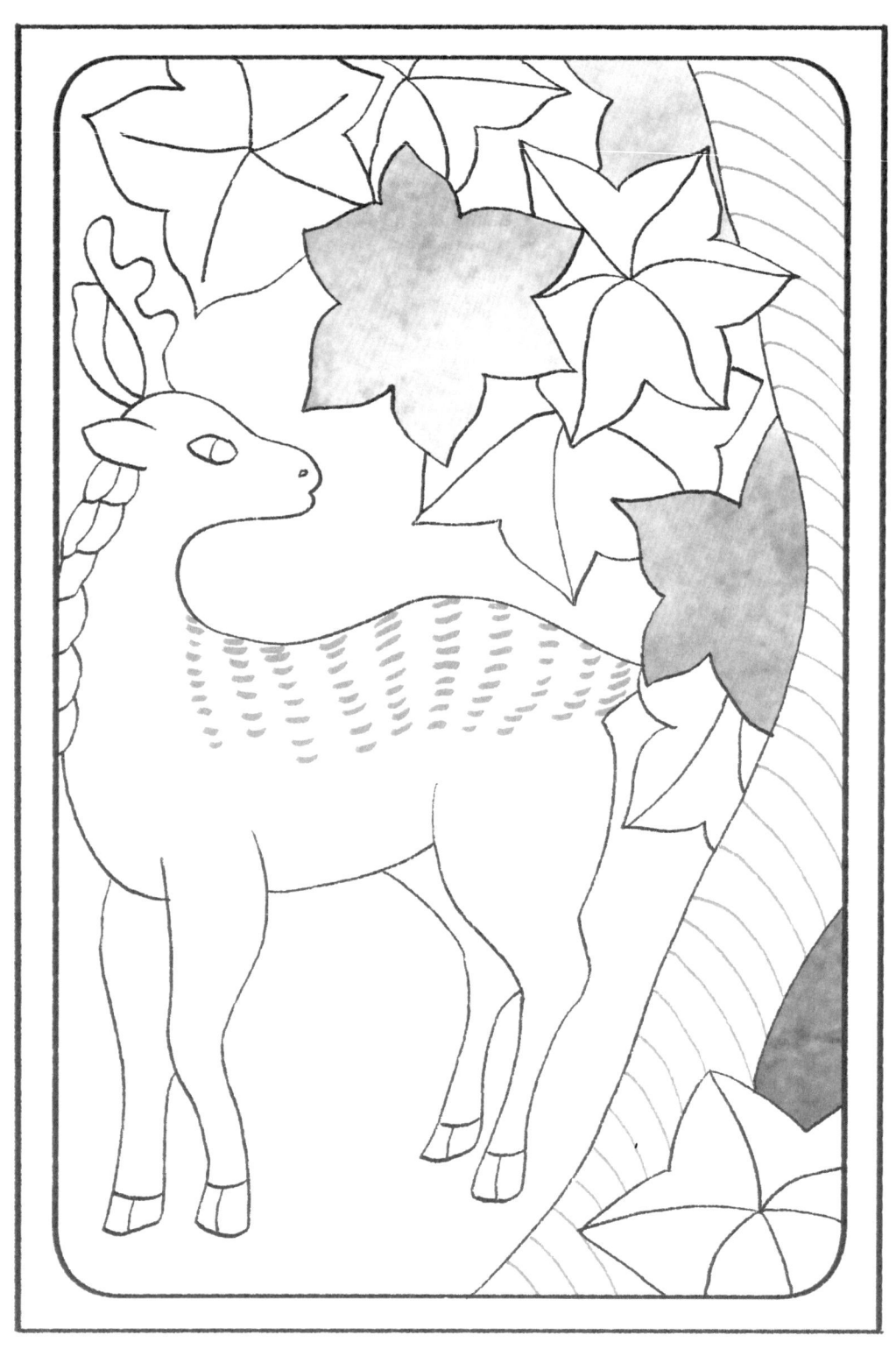

최근에 단풍을 본 적 있나요?

10월 단풍 - 피

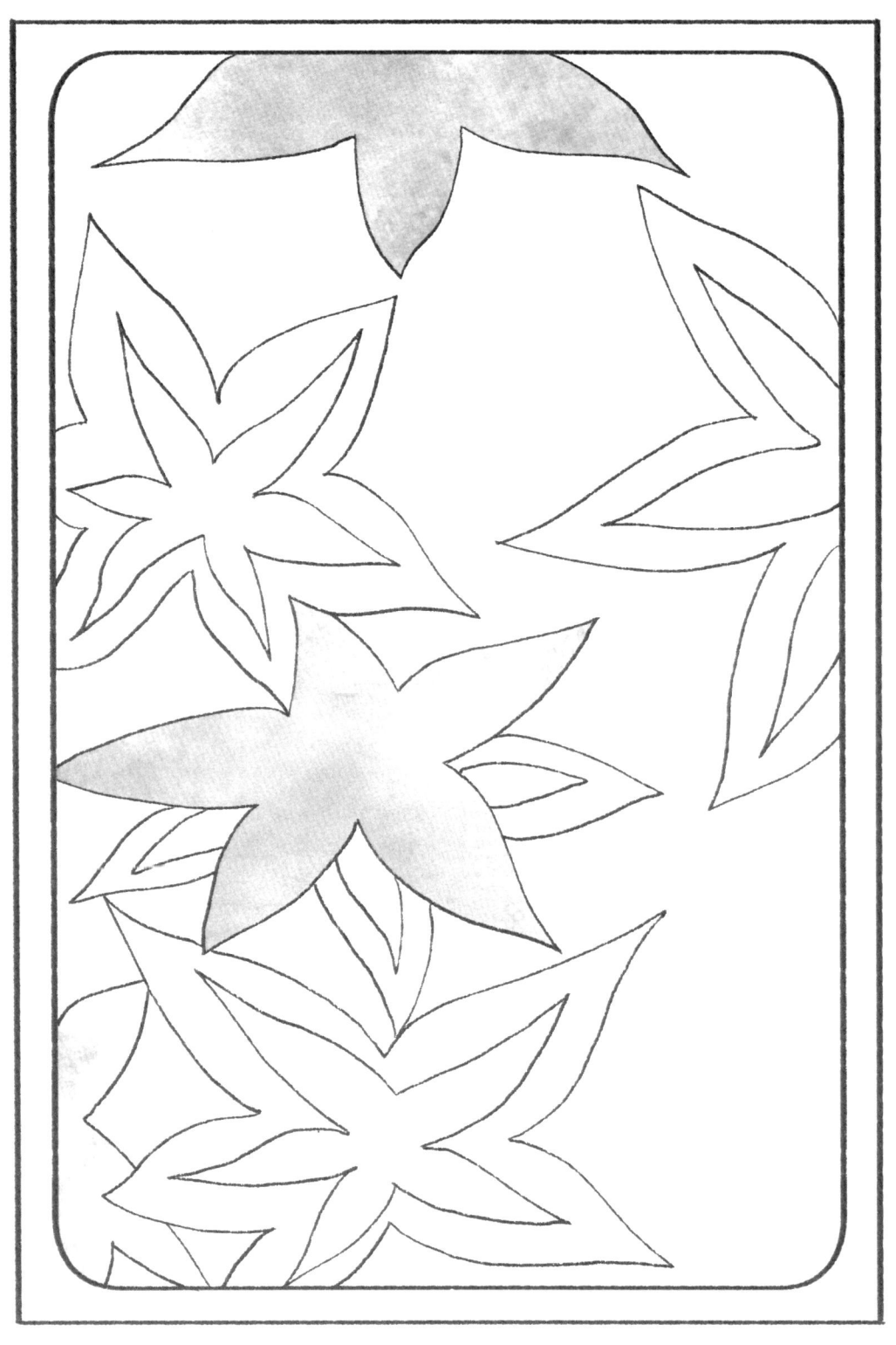

가을 제철 음식은 무엇이 있나요?

11월 오동 - 광

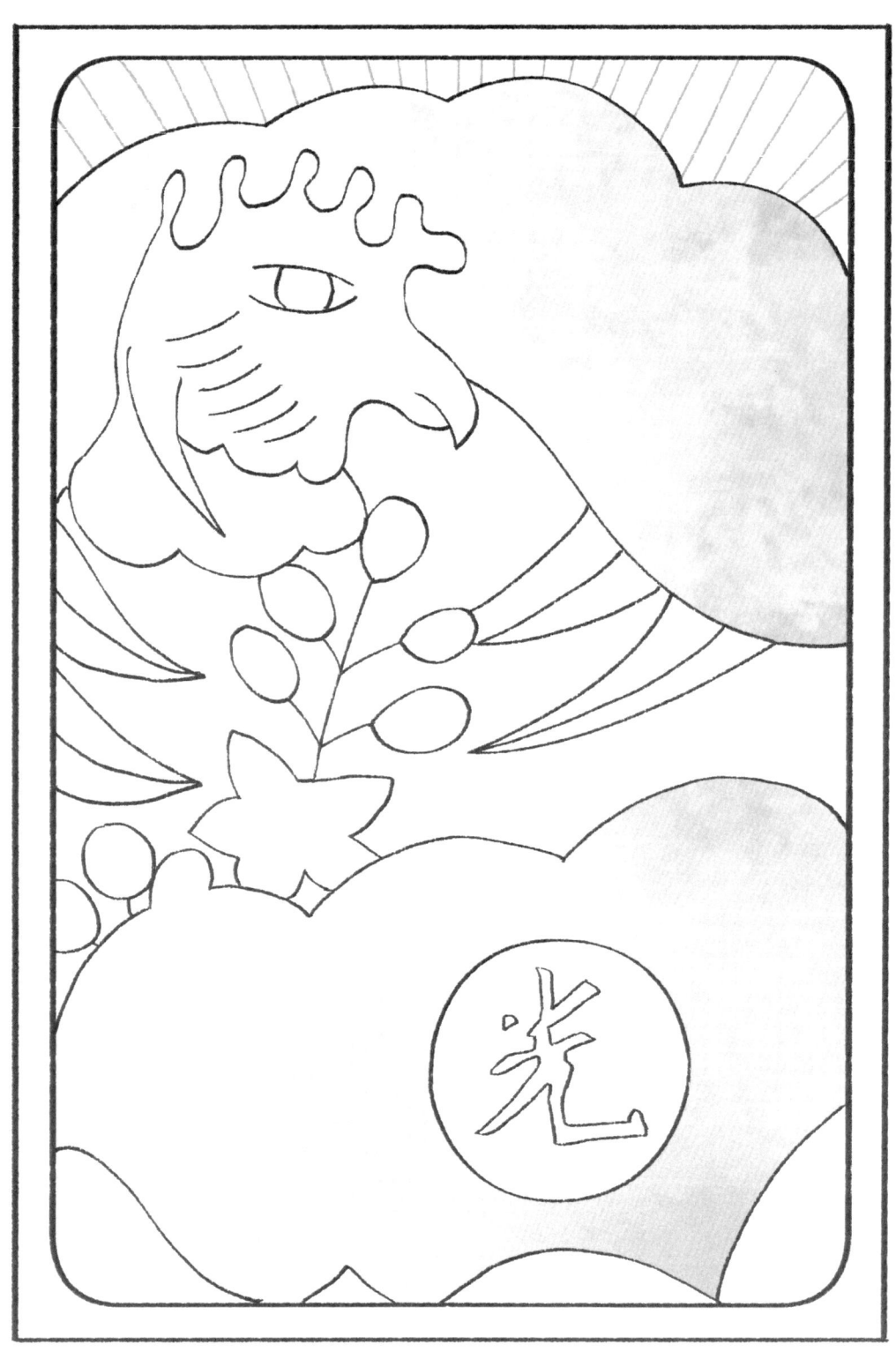

가장 최근에 통화한 사람은 누구인가요?

11월 오동 - 쌍피

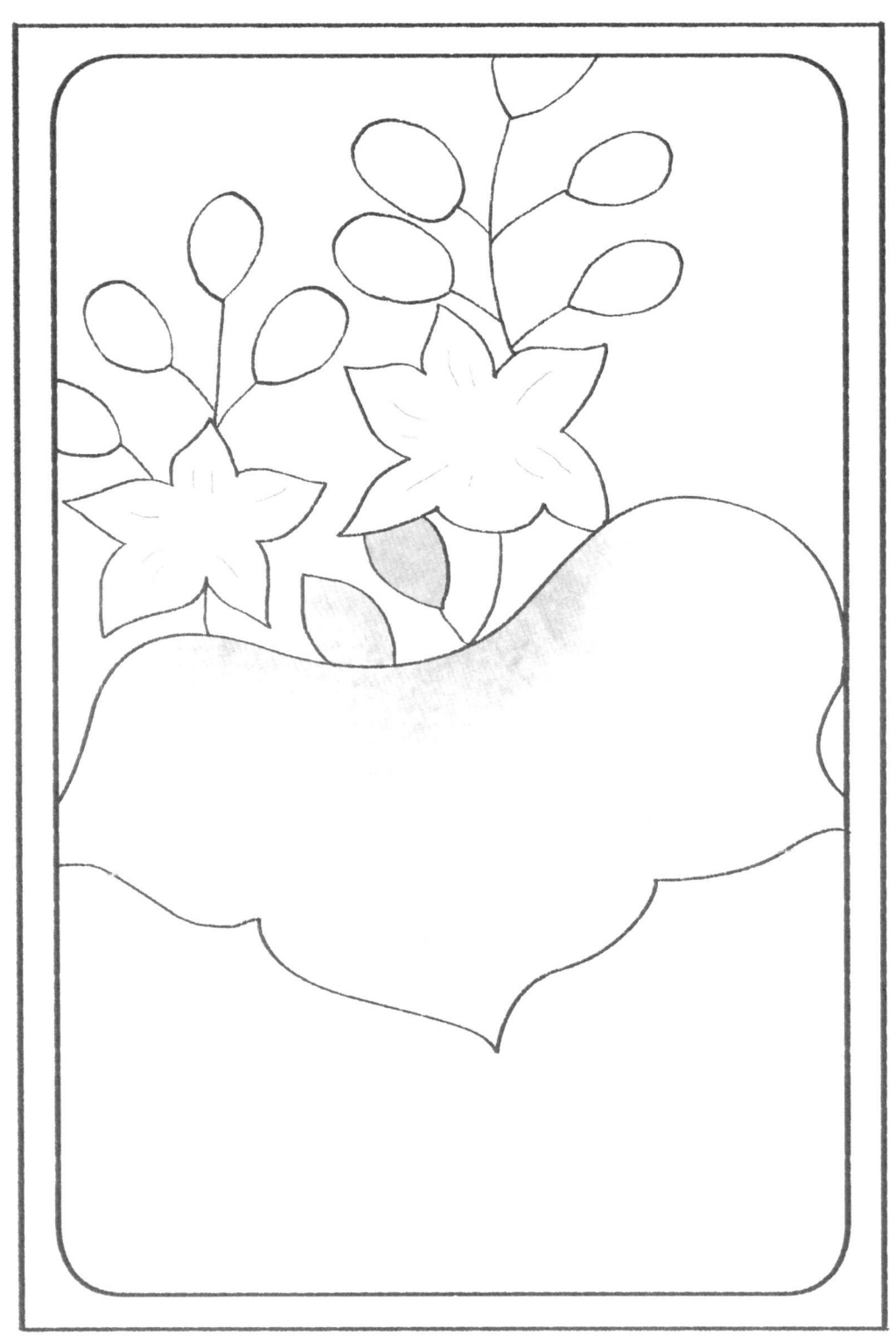

11월에는 보통 어떤 옷차림을 하나요?

11월 오동 - 피

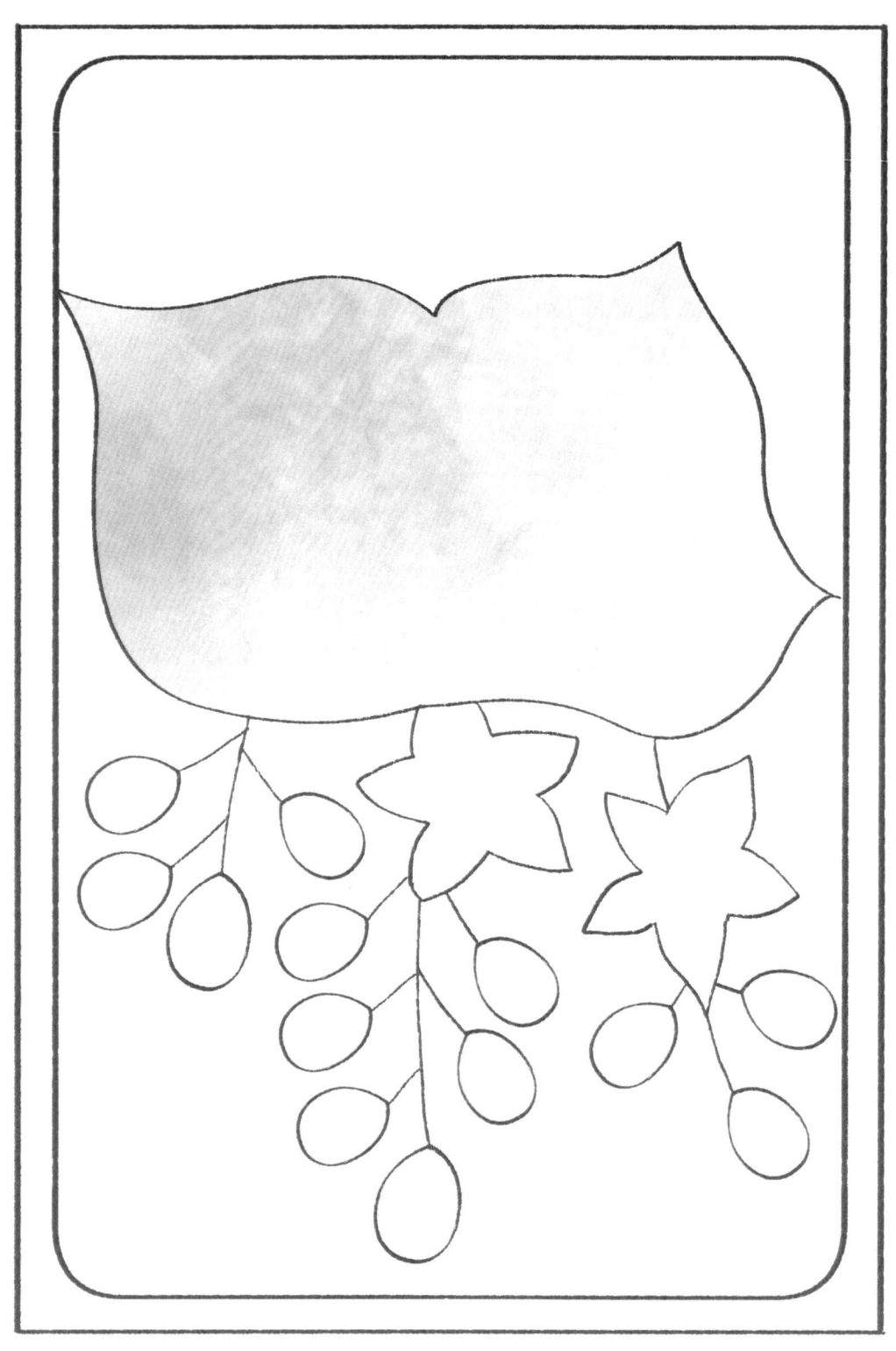

오늘 어떤 음식을 드셨나요?

12월 버드나무 - 광

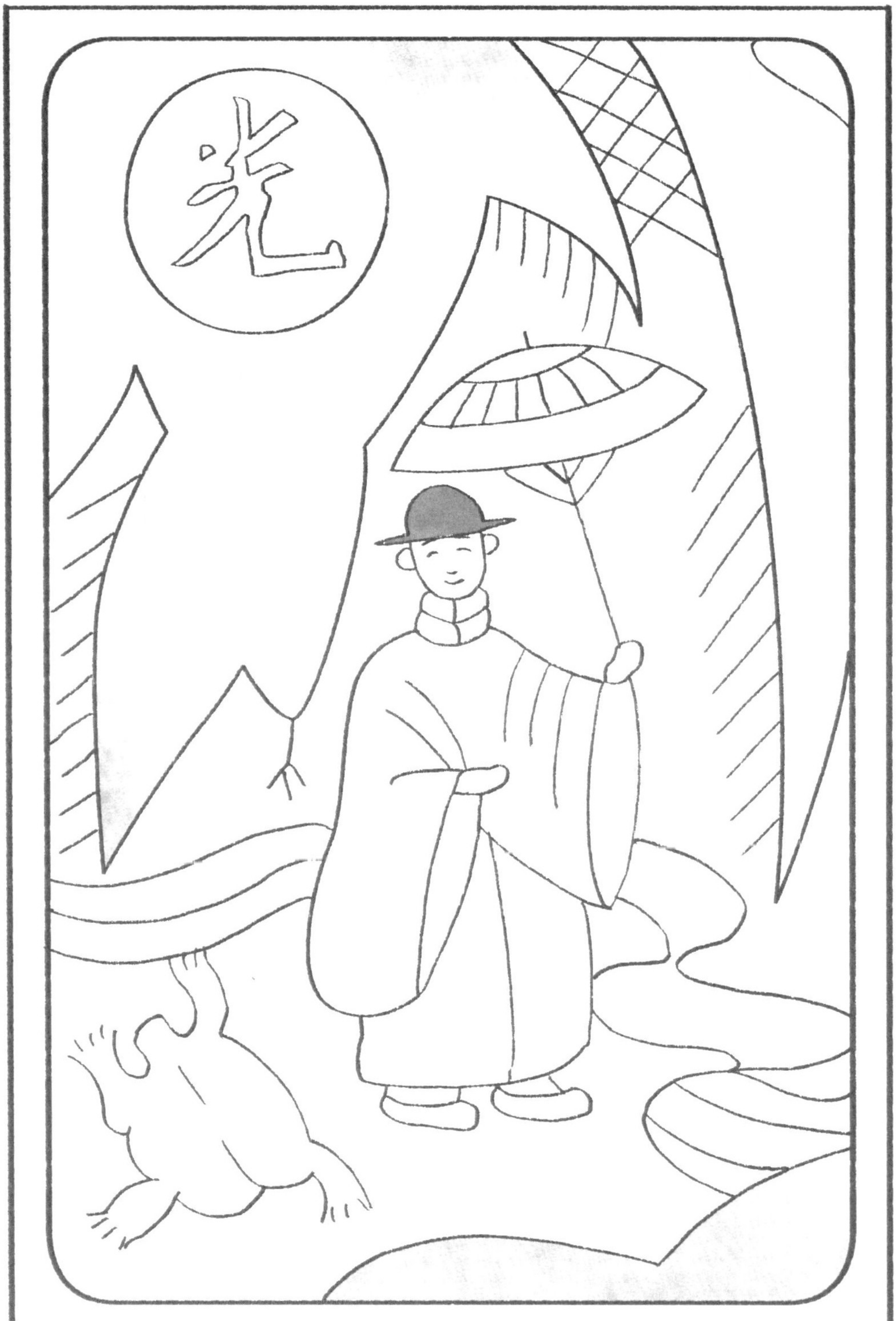

가장 즐겨 쓰는 우산은 무슨 색인가요?

12월 버드나무 - 열끗

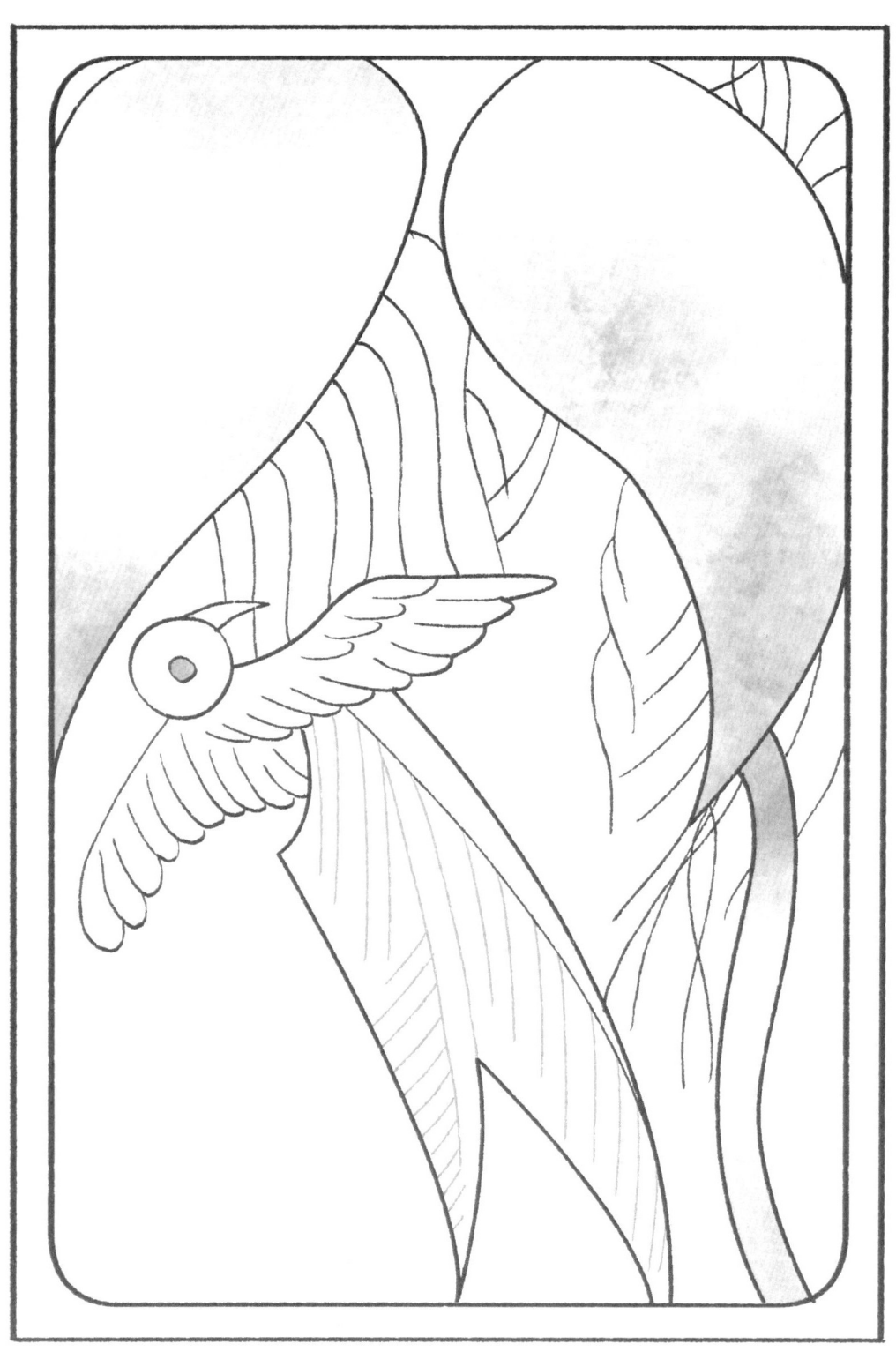

버드나무는 어떻게 생겼나요?